D. BOUGAREL

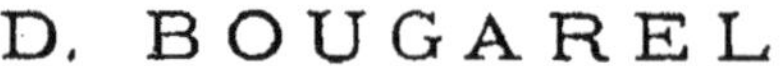

La Prophylaxie
de la Tuberculose

RAPPORT

Adressé aux Elus du Canton de Seurre

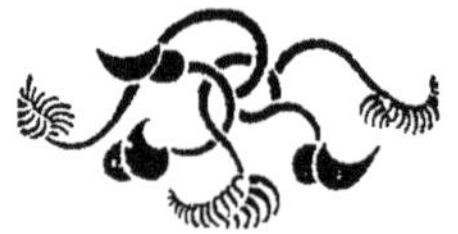

PIERRE

IMPRIMERIE J. BERRY

1910

Tiré à trente exemplaires
Prieu, le 4 mars 1910

8 Te⁷⁷
g²⁴

La Prophylaxie de la Tuberculose

RAPPORT

Adressé aux Elus du Canton de Seurre

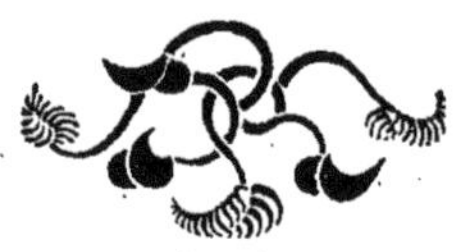

PIERRE

IMPRIMERIE J. BERRY

1910

LA PROPHYLAXIE

DE LA TUBERCULOSE

RAPPORT

Adressé aux Elus du Canton de Seurre

I

J'ai eu l'avantage, l'an dernier à pareille époque, d'adresser à M. le député Camuset une lettre où je lui faisais part des ravages inquiétants que la tuberculose occasionnait dans notre région, et des moyens que l'on pourrait mettre en œuvre pour lutter contre le fléau. Je reçus une réponse favorable, m'encourageant à entreprendre la lutte prophylactique contre la tuberculose par les moyens ordinaires : vulgarisation de la connaissance de la maladie, application des mesures sanitaires, etc. Je fis part à la Société agricole de Seurre de quelques projets concourrant au même but ; l'*Avenir Seurrois* a publié quelques comptes-rendus de mes conférences. Enfin, mon rapport sanitaire de fin d'année s'étendait surtout sur ce qu'on devait faire pour enrayer le mal.

Aujourd'hui, après un an d'efforts, je crois de mon devoir de revenir à la question et d'exposer les idées nouvelles que m'a suggérées la lutte entreprise.

Mais comme dans cette lutte, il faut associer tous ceux qui ont fonction de préserver la santé et la prospérité publiques, qu'il s'agit de secouer l'indifférence générale dans une question pourtant vitale pour l'espèce, je me propose de m'adresser dans ce rapport à tous les élus de ma circonscription, pour que nous fassions, à nous tous, quelque chose, ne serait-ce que par patriotisme ou par solidarité. Il est urgent, en effet, pour réussir à combattre la tuberculose, d'employer des moyens énergiques qui réclament la sollicitude du législateur, par l'organisation d'un service public d'hygiène absolument indispensable. Tôt ou tard, ce service sera obligatoirement créé, parce que la tuberculose forcera les gouvernements à prendre des mesures contre les énormes ravages qu'elle fait subir à l'espèce humaine ; ce service d'hygiène complètera les œuvres privées, nées de la solidarité, et renforcera les influences heureuses qu'elles ont semé partout où elles existent. C'est précisément pour amorcer cette question, pour créer une ambiance favorable, pour préparer l'entente, que ce rapport est fait et adressé à tous nos élus. Il est nécessaire de faire en quelque sorte de l'agitation autour de cette question qui intéresse tout le monde, pour grouper toutes les bonnes volontés en vue du but à atteindre.

Qu'est-ce que la tuberculose, en effet ? C'est une maladie contagieuse, inoculable, transmissible d'une espèce à une autre, caractérisée par la présence dans les tissus de tubercules particuliers, et déterminée par un microbe, le bacille tuberculeux ou bacille de Koch. On ne saurait trop répéter que la tuberculose est un fléau social et économique, plus terrible et plus dévastateur que la guerre impie. La peste, le choléra, la lèpre, la rage, toutes ces entités qui pendant si longtemps ont jeté la peur dans l'humanité affolée, ne sont rien à côté de la tuberculose. La science les a vaincues, alors qu'elle demeure sans effet pour la tuberculose.

Qu'on songe aux statistiques. C'est par centaines de mille que se chiffrent tous les ans les décès occasionnés par la tuberculose. La France perd par elle, chaque année, 150.000 individus, soit le cinquième de sa mortalité totale ; l'Allemagne en perd 90.000 ; l'Angleterre 60.000. La maladie s'attaque dans la proportion de 30 0/0 aux jeunes gens de 20 à 40 ans. C'est dire qu'elle ronge la partie vitale de la nation et qu'elle jette la dévastation et la ruine dans les foyers qu'elle visite. Toutes les classes sociales sont atteintes, mais le plus lourd tribut est payé par la classe pauvre et déshéritée, ce qui crée une injustice de plus qu'il est du devoir de tout gouvernement épris de justice de faire cesser. Et, de fait, toutes les œuvres charitables, officielles ou privées, contre la tuberculose, se rattachent par l'idée à ce redressement du sort, à ce devoir social et démocratique qui oblige à venir en aide aux pauvres exposés à la contagion. Par ce temps de dépopulation, où la France sent le besoin de conserver précieusement toutes les existences, la tuberculose apparaît comme un fléau national qu'il importe de combattre au plus tôt ; la tuberculose, en effet, est une cause importante dans ce lamentable dépeuplement de notre pays. C'est pourquoi la tuberculose, par sa gravité même, s'impose fatalement à l'attention de tous les hommes de cœur, sans distinction de partis ou de religions. Elle intéresse tout le monde parce qu'elle menace tout le monde d'un danger constant ; elle intéresse le savant, le législateur, le sociologue, l'humanitariste par les mesures de préservation qu'elle réclame.

Mais, fléau social et national, la tuberculose apparaît aussi comme un fléau économique. Tous les ans c'est par dizaine de millions que se chiffre la perte faite par le cheptel de la nation. Toutes les espèces sont sensibles à son action ; aucune n'y est réfractaire ; chevaux, ânes, mulets ; bovins, ovins, caprins, porcins ; chiens, chats, perroquets, singes ; volailles, lapins, poissons, grenouilles, la tuberculose les atteint tous. Ces animaux utilisés par l'homme comme moteurs, comme aliments ou comme commensaux, peuvent à tout moment devenir contagieux ; et il s'établit ainsi une relation étroite entre l'homme et ses serviteurs au point de vue de la transmission de la tuberculose.

Les bovins sont atteints en moyenne dans la proportion de 10 % ; les porcins de 12 % ; chez ceux qui sont nourris avec les bas produits de l'industrie laitière, la proportion de tuberculeux s'élève jusqu'à 40 %. Dans nos régions, par suite du régime, la tuberculose porcine est rare. Songez à la perte que la tuberculose occasionne ainsi à l'élevage ! Songez à toutes les fermes où la tuberculose, ignorée du maître, se prépare à sévir et à jeter la ruine ! Songez aussi à tout ce danger de contagion qui menace certainement ceux qui vivent à côté de tels foyers d'infection ! On ne peut pas supprimer les animaux ; l'homme ne saurait s'en passer encore. Peut-on obliger à un abatage immédiat tous les animaux atteints ou suspects ! Non, évidemment, car qu'on songe au trouble que jetterait pareille mesure sur l'alimentation sociale ! Les Etats ne peuvent, sans grever leur budget d'une façon outrée, engager la lutte sur ce terrain.

Donc, au point de vue de la tuberculose, l'humanité et l'animalité sont solidaires.

Ce qui rend ce problème si aride à résoudre, c'est que la tuberculose englobe dans ses données tous les problèmes sociaux actuels. La misère, le surmenage, l'hérédité, l'alcoolisme, le saturnisme, y prédisposent. Elle est d'une gravité exceptionnelle par sa contagion, ses résultats, sa résistance, ses causes. Elle est un signe des temps ; on l'appelle la maladie de la civilisation ; une fatalité incompréhensible lutte pour elle. Tout la favorise : question d'espèce, de race, de climat, de terrain, de milieu, de profession. Le terrain humain, affaibli par les hérédités diverses ou par les tares acquises, se prête à merveille à cultiver le bacille tuberculeux. Les résistances organiques sont faibles, le bacille est fort et résistant. La civilisation veut que l'homme vive en agglomérations, en société ; les grandes villes se peuplent au détriment des campagnes ; la vie industrielle devient plus intense, toutes causes de contagion. Le terrain s'appauvrit, la contagion augmente. Et il y a possibilité de transmission d'une espèce à une autre, de l'espèce humaine à l'espèce bovine, par exemple, et *vice versa*, la marche de la maladie est insidieuse lente, continue. Rien ne fait prévoir le mal au début ; souvent quand il se montre, c'est trop tard. Si l'on réunit toutes ces causes, on ne peut s'empêcher de considérer la tuberculose comme un fléau d'une gravité exceptionnelle, qui emporte dans la mort le meilleur de l'humanité. Qu'on songe aux conséquences sociales que peut déterminer la nécessité pour les Etats de lutter contre le fléau. Les écoles, les lycées, les casernes, les ateliers, peuvent devenir infectants ; et alors quelle législation pourra concilier l'hygiène, la préservation de la race, avec le travail, la vie sociale ? L'Alliance d'hygiène sociale s'est émue avec juste raison des ravages que fait la tuberculose dans l'armée française. Que pourra t-on faire ? Est-il possible de rêver d'une méthode efficace pour éviter l'infection en masse ? peut-on transformer d'un seul coup le mode actuel de vie, les mœurs, la civilisation ? La science seule peut nous faire espérer un remède dans l'avenir, mais les espoirs que la vaccination tuberculeuse avait fait naître se sont évanouis ; le temps est loin où l'on sera en possession d'un vrai remède curatif.

A considérer sous ce jour la lutte contre la tuberculose, on se sent pris de découragement. Le mal est trop immense et les armes trop faibles. Qu'a-t-on fait jusqu'ici contre le fléau ? Il y a des œuvres admirables élevées par l'initiative privée, dont les effets ne peuvent être que dignes d'éloges. Les sanatoria pour les indigents tuberculeux où l'on met en pratique les bases fondamentales du traitement de la tuberculose, à savoir : le repos absolu, l'aération, la suralimentation, sauvent de la mort un grand nombre des malades qui leur sont confiés. Les colonies d'enfants à la montagne, les écoles en plein air, les crèches, les pouponnières, les gouttes de lait, etc., etc., ont pour but de soustraire le plus grand nombre possible d'enfants à la contagion. Mais hélas ! toutes ces bonnes œuvres sont insuffisantes pour aboutir à la préservation du plus grand nombre. Elles demeurent des manifestations touchantes de la pitié humaine. Pour être efficaces, il faudrait qu'elles fussent généralisées à l'excès. Le monde ne peut pas devenir un vaste hôpital pour la régénération de la race !

C'est que le terrain humain, avec toutes ses prédispositions à contracter le mal, surtout le terrain de la race française, aurait besoin d'être sinon transformé, du moins modifié. Longtemps, la tuberculose a été appelée, dans les pays lointains, le mal des Français. Il appartiendra à la science de donner à ce terrain humain la matière qui lui manque, soit pour l'immuniser contre la tuberculose, soit pour le rendre réfractaire. On sait déjà que le terrain rhumatisant ou arthritique est acide et riche en chlorures, tandis que le terrain diabétique est alcalin et pauvre en chlorures. Perroncito a démontré que la bactéridie de Davraine annihile les effets du bacille de Koch ; de même, on sait que le diabète prédispose à la tuberculose, tandis que l'arthritisme y rend réfractaire. Il y aurait donc lieu de rechercher si l'on ne pourrait, par la connaissance plus parfaite du terrain organique, donner à celui-ci des éléments qui le rendissent plus résistant ou réfractaire à l'influence du bacille tuberculeux. De même qu'on a trouvé le spécifique de la malaria, de la syphilis, de certaines trypanosomioses, la pharmacodynamie peut aussi trouver un remède végétal ou minéral spécifique contre le bacille de la tuberculose. Faut-il désespérer aussi qu'on n'arrive un jour, par les études microbiologiques, à trouver un bacille facilement maniable, qui, au lieu de prêter son concours au bacille de Koch, entrave au contraire son action nuisible jusqu'à l'annihiler. L'agent encore inconnu de la vaccine, immunise bien contre la variole. Enfin, il n'est pas défendu non plus d'espérer, malgré les résultats négatifs de la bovo-vaccination, qu'on arrive à trouver un bacille de Koch, suffisamment atténué ou placé dans un certain milieu, qui permettra de fabriquer un sérum ou un vaccin cette fois efficace. La Science n'a donc pas dit son dernier mot ; une foule de savants travaillent patiemment dans les laboratoires, jusqu'au jour où, profitant des découvertes éparses çà et là, un esprit généralisateur mettra à profit les dernières conquêtes faites par la chimie, la microbiologie ou la thérapeutique, et de ce chaos verra jaillir enfin l'étincelle de la Vérité. Le devoir des savants est donc de grouper les efforts en vue du but à atteindre.

Mais en attendant, le devoir s'impose impérieusement aux Etats de lutter contre le mal par des lois efficaces. La tuberculose étant fonction de la misère, du milieu, du terrain, le législateur doit porter son attention sur les moyens d'atténuer les trois facteurs puissants qui sont les causes prédisposantes les plus ordinaires de la tuberculose. Tout ce qu'on fera pour augmenter le bien-être profitera à la cause que nous défendons.

Un humoriste disait, non sans raison, qu'une cause de la tuberculose était l'augmentation des impôts. De fait, la répartition plus équitable de l'impôt, l'accession des déshérités au titre de propriétaire, la part des bénéfices accordée à l'ouvrier, l'assurance obligatoire contre la maladie, le chômage et la vieillesse, la mutualité obligatoire sous toutes ses formes, l'enseignement professionnel ouvert largement, la protection des familles nombreuses, etc., etc., toutes ces œuvres sociales à l'ordre du jour pourront, en apportant plus de bien être à la classe pauvre, faire reculer la tuberculose.

Plus on diminuera la misère, plus on se préservera contre la maladie. De même, la réglementation du travail, surtout pour les enfants et les femmes, la protection des femmes en couches, l'atténuation du surmenage, la lutte contre l'alcoolisme, le saturnisme, la syphilis, la répression des fraudes des denrées alimentaires, donneront au terrain plus de résistance; enfin, la transformation du milieu par l'hygiène, l'expropriation des logements malsains et la construction de logements hygiéniques et à bon marché, la surveillance médicale des casernes, des écoles, des ateliers, la vulgarisation des méthodes de l'hygiène par l'enseignement pourront aider puissamment à faire fléchir le fléau.

Mais il ne s'agit pas de faire de bonnes lois, il faut les appliquer. La loi sur la protection de la santé et de la salubrité publiques (du 19 février 1902) reste en partie lettre morte. Elle édite la désinfection des locaux infectés, mais cette désinfection est rarement faite à la campagne. Il faut qu'elle le soit partout. De même l'Assistance publique envoie ses nourrissons trop souvent sans se préoccuper si ceux-ci seront placés dans un milieu sain et non infecté. Les directeurs devraient suivre les prescriptions de la loi et s'assurer toujours si le milieu où le pupille est envoyé répond à toutes les exigences.

Est-ce à dire qu'en mettant en pratique toutes les bonnes lois qui visent le bien-être de la masse ou la protection de la santé publique, en multipliant les œuvres charitables d'initiative privée, on arrivera à faire disparaître toutes les causes de contagion ? Non, sans doute, mais on atténuera dans une grande mesure les ravages du fléau humain, et ce sera déjà un grand résultat. Que chacun comprenne son devoir et le fasse, en cette matière, est la règle de conduite à suivre.

II

Il est donc démontré que prévenir la contagion de la tuberculose humaine est chose difficile ; cette prophylaxie, en dépit des œuvres privées et du concours de l'Etat devrait, pour être efficace, produire un véritable bouleversement dans nos habitudes, nos mœurs, nos idées. Lorsque les gouvernements seront libérés de l'obsession des armements et que l'on pourra utiliser les millions qui enflent les budgets de la guerre et de la marine à des œuvres sociales utiles, la lutte contre la tuberculose humaine pourra devenir efficace, parce qu'on aura le moyen pécuniaire d'améliorer en général le milieu et le terrain contagieux.

Mais il est une source importante de contagion que l'on pourrait tarir si l'on voulait à brève échéance, et sans que le budget de l'Etat en fut augmenté; je veux parler de la tuberculose animale. C'est dans cette lutte prophylactique qu'apparaît le rôle social du vétérinaire.

Il est démontré que la tuberculose est une, c'est-à-dire qu'il n'y a qu'une seule et même tuberculose, produite par le même bacille dont le type seul peut être modifié par l'habitat. La théorie dualiste de Koch a été combattue en France surtout et dans le monde entier, y compris l'Allemagne. Il n'y a qu'une tuberculose comme il n'y a qu'une espèce de bacille tuberculeux. Les variétés de ce bacille engendrent, selon les espèces animales où elles se développent, les diverses tuberculoses, humaine, bovine, aviaire, etc. De plus, la tuberculose d'une espèce peut se transmettre à une autre espèce; le bœuf peut infecter l'homme; l'homme peut infecter le bœuf. On en a des exemples nombreux et irréfutables. Je peux signaler ici un cas de contagion relaté dans mon rapport sanitaire de cette année (n° 3), où, dans une ferme du canton, une épidémie de tuberculose des poules est survenue à la suite d'un cas de tuberculose existant sur une vache de deux ans. J'ai appris qu'un vacher phtisique couchait dans l'étable des vaches, mais je n'ai pu me prononcer sûrement si l'on devait attribuer au vacher la contagion à la vache, puis de celle-ci aux poules.

C'est à cette transmissibilité de la tuberculose d'une espèce à une autre qu'est due toute la législation sanitaire actuelle, ratifiée d'ailleurs par le dernier Congrès international de la Haye, et dont le but est de détruire hâtivement le foyer contagieux dès qu'il est connu.

La transmissibilité de la tuberculose animale à l'homme étant admise par tous les savants, comment se fait cette transmission ? Par quel mécanisme le bacille tuberculeux peut il franchir les barrières organiques et pénétrer dans les tissus ? Cette pénétration se fait par trois modes différents :

1° L'inoculation par les plaies, les piqûres, les solutions de continuité ; 2° l'infection par l'inhalation de poussières virulentes; 3° la contagion par l'ingestion de produits tuberculeux.

1° Disons tout de suite que l'inoculation par les plaies ou les piqûres est rare et bénigne. On a vu des bouchers, des vétérinaires s'infecter en se blessant pendant les autopsies; les lésions sont le plus souvent localisées et ne s'aggravent pas. Le vaccin employé dans la vaccination Jennérienne ne peut porter avec lui la tuberculose, car les génisses porte-vaccin sont toujours soumises à l'épreuve de la tuberculine avant d'être employées comme telles.

2° L'infection par inhalation est plus importante. En effet, tous les produits physiologiques ou pathologiques, lait, excréments, salive, résidus divers, peuvent contenir le bacille de Koch chez les sujets phtisiques ; il est donc manifeste que, dans une étable où vivent un ou plusieurs sujets malades, l'air peut, à un moment donné, se charger de poussières virulentes, renfermant le bacille, et infecter les sujets chétifs ou prédisposés. Mais par le même mécanisme peuvent également s'infecter les vachers, les fils de ferme, qu'une habitude déplorable fait coucher pendant de longues années dans les étables. J'ai vu dernièrement encore au régiment des soldats qui m'ont dit n'avoir jamais couché dans un lit avant leur entrée au service militaire. De même le sang employé comme engrais ou dans l'industrie, les fumiers, les purins provenant d'étables contaminées peuvent devenir infectants pour les personnes qui les manipulent et en respirent les poussières.

3° Mais c'est surtout l'infection par l'ingestion de produits tuberculeux qui est à retenir. La théorie dite « digestive » due à MM. Calmette et Guérin, de l'Institut Pasteur de Lille, qui a fait beaucoup d'adeptes, admet que les bacilles tuberculeux peuvent être absorbés par l'intestin et transportés par la circulation sanguine ou lymphatique à travers tout l'organisme. Le professeur Behring pouvait penser même que la tuberculose adulte est une tuberculose latente, dont l'origine doit remonter à la période de l'allaitement ; il avait même l'espoir d'arriver, en vaccinant les jeunes, à supprimer la tuberculose adulte.

La théorie digestive de Calmette semble appuyée par des faits. En tout cas, la tuberculose animale peut se transmettre à l'homme, quoique rarement, par l'ingestion de viande, mal cuite ou crue, surtout par les régions de l'animal riches ou lymphatiques. L'usage des viandes saignantes, des sucs de viande, se répandant, il y a lieu de surveiller la vente des produits de la boucherie, surtout lorsqu'il s'agit de viande destinée à des malades ; de même pour les préparations de charcuterie souvent consommées crues ; cependant, vu la rareté des cas d'infection constatés, due elle même à la rareté du bacille de Koch dans les muscles, les règlements de l'inspection des viandes en ce qui concerne la tuberculose sont de moins en moins sévères. On ne fait des saisies totales que lorsque les ganglions apparents sont tuberculosés ou, dans quelques cas, bien définis. En Allemagne, les viandes tuberculeuses sont stérilisées à l'autoclave et livrées à la consommation (Frei bank) ; les classes laborieuses y trouvent un aliment sain et bon marché. En France, la stérilisation des viandes tuberculeuses n'existe pas. En un mot, la législation sanitaire en ce qui concerne les viandes tuberculeuses, s'est fort adoucie ; les expériences du regretté professeur Galtier, de Lyon, et ses demandes réitérées ont beaucoup contribué à introduire ces tempéraments dans la loi.

Il reste le lait et les produits qui en dérivent : crème, beurre, fromage, poudre de lait, farine lactée, petit lait. Ici, tout le monde est d'accord pour dire que le lait provenant d'une vache tuberculeuse, même n'ayant aucune lésion du côté de la mamelle, est contagieux. Les expériences du professeur Moussu, d'Alfort, confirment pleinement ces dires. A plus forte raison quand la vache est atteinte de mammite tuberculeuse. Or, les mammites sont tuberculeuses dans la proportion de 8 0/0 au moins d'après mes propres statistiques ; si bien que lorsqu'une vache est atteinte de mammite, il y a lieu de l'écarter *a priori* pour toujours de la production du lait destiné à la consommation immédiate. On est en droit, en tous cas, de la suspecter fortement.

Le lait tuberculeux, donc, voilà le danger, voilà le point capital de la question. Qu'a-t-on fait pour écarter ce danger jusqu'ici ? Peu de chose ; le législateur a semblé ignoré cette tuberculose d'origine lactée ; il a fallu les ravages actuellement constatés chez les nourrissons, chez les malades, pour que l'on soit d'une réserve néfaste qui, si elle se prolongeait, serait un vrai manquement au devoir, pour ne pas dire un crime social.

Cette tuberculose lactée emporte tous les ans des milliers d'enfants (carreau), et un grand nombre de convalescents ou de malades qui font du lait la base de leur alimentation, malgré la stérilisation ou la pasteurisation préconisées partout. Il serait facile de remédier à cet état de choses par une mesure dont nous parlerons tout à l'heure par le contrôle de la production du lait. Il y a eu des efforts méritoires, mais incoordonés.

A Paris, la société *La Chèvre* préconise l'élevage de ce caprin pour obtenir du lait et du beurre de chèvre et les substituer au lait et au beurre de vache Mais la chèvre peut devenir tuberculeuse. Dans les villes, ça et là se sont fondées des Gouttes de lait fournissant du lait pur aux Pouponnières et aux Crèches. Les vacheries municipales, les laiteries modèles ont même but, fournir du lait pur et sain. Mais ces œuvres dignes d'éloges sont trop rares et trop isolées. Il faudrait les généraliser. Le législateur a cherché de son côté à protéger la santé publique par la loi sur les fraudes, du 1er août 1905. Cette loi généreuse et bonne entend protéger le commerce honnête et le consommateur contre le danger de falsification des denrées alimentaires ; mais on

peut dire que, pour le lait, elle a manqué son but et forcé-
ment.

Elle permettra sans doute d'arriver à avoir un lait pur,
non écrémé et non mouillé ; elle supprimera les adultéra-
tions diverses du beurre, du fromage, etc. ; elle évitera
peut être le retour d'épidémies de fièvre typhoïde, comme
celle de Couterne (Orne), due à l'addition au lait d'eau de
puits infectée ; elle évitera sans doute par la peur des peines
qu'elle édicte, le retour des scandales de Lyon, où des fournisseurs en lait revendaient en détail du lait déjà vendu et
racheté par eux à des demi-mondaines qui s'en étaient servies
pour leur bain journalier. Elle donnera au consommateur
un lait bon et pur Mais ce caractère de bonté et de pureté
du lait ne pourra porter évidemment que sur des qualités
physico chimiques ; le côté microbiologique échappera à
l'application de la loi. En d'autres termes, un lait garanti
chimiquement pur, pourra être virulent et contenir un
nombre colossal de bacilles tuberculeux. De même, et à
un autre point de vue, l'analyse chimique du lait ne pourra
rendre compte des données physiologiques qui entrent dans
la secrétion de ce liquide, race, alimentation, état de santé
de la vache. La loi sur les fraudes est donc insuffisante, et
il est nécessaire de la compléter par une loi visant le contrôle
de la production du lait. Ce n'est pas pourtant ce qu'on
semble penser au Parlement, si l'on en juge par le compte-
rendu de la séance du 15 juin dernier. Dans cette séance, la
Chambre, sous prétexte de ne point porter atteinte au principe
de la propriété, a interdit l'entrée des étables, en dehors de
toute maladie contagieuse, à tout agent sanitaire. Il est donc
impossible, à l'heure actuelle, de surveiller la production du
lait en vue de la prophylaxie de la tuberculose.

Un agent du service des fraudes a le droit d'entrer dans
les magasins, de prélever des échantillons ; pourquoi, chez un
producteur de lait, qui vend son produit, ce même agent
n'a-t-il pas le droit de pénétrer pour constater que ses vaches
ne sont pas malades ? Il y a là un illogisme flagrant. Si le
propriétaire d'une vache tuberculeuse ne daigne pas faire la
déclaration prévue par la loi sanitaire, il pourra impunément,
et tant qu'il le voudra, consommer lui même et faire consommer le lait de cette vache. Déplorable état de choses qui montre
combien est fragile la barrière sanitaire qui doit protéger la
santé publique. Alors que les Etats voisins, l'Allemagne, le
Danemark, la Hollande, alors que l'Amérique elle-même ont
obtenu ce résultat énorme par la création de sociétés laitières
bien organisées, d'avoir un lait pur, sain et bon marché,
nous avons en France tout à faire encore. Il est urgent qu'on
se mette à l'œuvre.

Tout devrait être fait scientifiquement dans l'exploitation

des animaux en vue de la production du lait ; la science devrait présider à la récolte du lait comme à la livraison au consommateur. Il est regrettable que la France, le pays de Pasteur, où sont nées les méthodes d'hygiène, n'ait rien fait dans cette voie, alors que les autres nations, profitant des découvertes de nos savants, les ont mises en pratique pour le plus grand bien de leurs nationaux. Comparons ce qui se passe en France et au Danemark, par exemple.

En France, pour les petites agglomérations, le lait est vendu directement du producteur au consommateur. Le paysan apporte de grand matin, dans des bidons de diverses tailles, le lait des traites de la veille et du matin et en fait la distribution au domicile même de l'acheteur. Souvent celui-ci, notamment dans les petites villes, n'est pas encore levé quand le laitier ou la laitière passe, ce qui n'empêche pas la distribution de se faire quand même, selon l'habitude prise, la laitière connaissant les aises de la maison, ou bien sachant où est déposé le pot au lait qu'elle doit remplir. Ce système a pour lui le bon côté de supprimer l'intermédiaire et d'éviter en théorie la fraude que celui-ci ne manquerait pas de faire. Malheureusement, la fraude peut exister, et c'est le producteur qui la pratique ; souvent, le lait du soir est écrémé ; quelquefois, il est « baptisé », mais, en plus de cette fraude, que certains font sans penser mal faire, quelle garantie peut bien avoir le consommateur sur le lait qu'on lui apporte au point de vue bactériologique ? Peut-il savoir exactement si ce lait qu'il va consommer provient oui ou non d'une vache saine, non atteinte de tuberculose, de fièvre aphteuse, etc., et bien alimentée ? Il est obligé de se fier à la bonne foi de son fournisseur. Qu'on n'aille pas croire que j'incrimine l'honnêteté de tous les laitiers. La plupart sont foncièrement incapables de tromper. Mais, outre qu'ils peuvent en cette matière se tromper eux-mêmes, il en est qui n'ont aucun scrupule et qui livrent en toute connaissance de cause le lait de leur vache malade à la consommation ou à la fruiterie. « Ce n'est pas pour manger, c'est pour vendre », voilà leur théorie. Mauvaise affaire.

Dans les grandes villes comme à Paris, le lait est livré en gros par des sociétés laitières, à des intermédiaires. Les fermiers, dans un rayon de vingt à trente kilomètres et pour un prix déterminé fixé par contrat, apportent tout leur lait à l'usine de la Société où on le pasteurise. Le transport de la ferme à l'usine se fait en voiture, quelquefois en chemin de fer ; il serait à souhaiter que le lait fût le plus rapidement possible véhiculé jusqu'à l'usine, surtout l'été, pour éviter la fermentation. De même pour le transport du lait à Paris, il serait désirable que les compagnies de chemins de fer eussent des trains de lait plus rapides et des tarifs moins onéreux. Le lait sort de l'usine pur, comme on a dû le livrer, et pasteurisé. Malheureusement, les sociétés laitières ne fournissent pas le lait au détail; elles confient les bidons reçus en gare à des livreurs avec lesquels elles traitent de gré à gré, et qui paient comptant pour chaque bidon délivré. Ce sont les livreurs qui font la fraude ; ils contrefont les plombs et les cachets de garantie, ils ajoutent de l'eau, et d'un bidon en font deux. Quand le lait arrive chez le détaillant, il est donc déjà fraudé. Il y aurait lieu de modifier cet état de choses et rendre responsables les Sociétés laitières jusqu'au moment où le lait entre chez le vendeur en détail.

Le vice primordial, relaté tout à l'heure pour les laitières des petites villes, existe encore dans le système de Paris : c'est que, outre la fraude, aucune garantie bien sûre n'est faite au consommateur sur la valeur hygiénique du lait ; la pasteurisation peut bien avoir purifié le lait des germes infectieux, mais les produits dérivant d'une alimentation défectueuse ou d'un état maladif de la vache seront indemnes.

Voyons ce qui se passe à Copenhague. Il existe dans cette ville deux sociétés laitières d'approvisionnement qui ont servi de modèles à celles des autres pays. Elles ont pour but de fournir, au prix le plus réduit, du lait absolument pur, de composition moyenne uniforme, et provenant de vaches suisses, alimentées rationnellement.

La société n'est qu'un intermédiaire entre le producteur et le consommateur. Elle accepte le lait de tous ceux qui s'engagent par contrat à le livrer dans des conditions déterminées. Ces conditions touchent à tout. Ainsi, les vaches ne doivent jamais séjourner dans l'étable pendant l'été ; les résidus de distillerie, les navets, les choux, les raves, les gesses doivent être exclus de l'alimentation.

Comme le lait n'est pas pasteurisé et est livré tel que la société le reçoit, celle-ci, pour éviter la négligence ou l'ignorance du fournisseur, impose à celui ci la visite de ses vétérinaires pour l'inspection du bétail. La traite doit se pratiquer avec le plus grand soin et la plus grande propreté, en plein jour, ou avec un éclairage suffisant. Le lait récolté est de suite passé sur un tamis recouvert d'un linge de laine propre, puis placé dans un appareil réfrigérant qui en abaisse la température à 4° R, ou dans des boîtes entourées de glace. Des inspectrices passent deux fois par an à l'improviste dans chaque ferme pour en vérifier l'état de propreté et d'hygiène.

Le lait ainsi refroidi est versé dans des pots fournis par la société; il est expédié de la ferme à des heures déterminées, pour qu'il ne stationne pas longtemps à la gare d'expédition. Le trajet jusqu'à destination s'effectue rapidement ; arrivé à l'usine, le lait est reçu, pesé, filtré, mis en bouteilles et conservé à une basse température. A l'arrivée, le lait ne doit pas

avoir plus de 11°; il est dégusté par un professionnel et con
trôlé au point de vue chimique et bactériologique. Mis en
pots, chaque pot porte une étiquette indiquant sa qualité.

La société vend aussi un lait pour les nourrissons, provenant de vaches choisies soumises à des soins particuliers et
à une nourriture spéciale (en hiver : foin, son, paille, orge,
au plus un quart de boisseau de carottes, jamais de tourteaux).

Une fois le lait mis en pots plombés, on le charge, en vue
de la livraison, sur des voitures particulières portant trois
portes s'ouvrant sur les deux côtés et sur le derrière. Les
pots sont placés par deux ou trois sur chacun des trois côtés,
les robinets viennent se présenter juste dans l'ouverture
ménagée dans le bas de chaque porte. Au-dessus des
robinets sont inscrits la qualité du lait et le prix de vente.
Quand le chargement est fait, on scelle les portes et, à heures
fixes, les voitures partent accompagnées de deux hommes,
pour la distribution. Ainsi est évitée toute envie de fraude,
car les voitures doivent revenir à l'usine avec leurs plombs
intacts.

Voilà ce qui se fait à Copenhague. Une de ces sociétés
vend 30.000 litres de lait par jour et occupe 180 employés ;
l'autre 50 à 60.000 litres et occupe 250 ouvriers.

Elles font chacune des bénéfices et paient le lait plus cher
aux fournisseurs qu'en France et le vendent meilleur marché
aux consommateurs.

Ainsi : à Copenhague, le prix d'achat est de 0 fr. 145 le
litre ; le prix de vente est, pour le lait entier frais, de
0 fr. 225 le litre, pour le lait pour nourrissons, 0 fr. 28.

A Paris, le prix d'achat est de 0 fr. 13 le litre, en moyenne ;
le prix de vente est, pour le lait entier frais, de 0 fr. 50 le
litre, pour le lait pour nourrissons, 0 fr. 32. (Dr H. de Rothschild.)

Le même système fonctionne à Vienne, à Berlin, à New-
York (système de Contractors).

Qu'attend-on en France pour entrer dans la voie du progrès où nous ont déjà devancés la plupart des autres nations ?
Notre dépopulation d'une part, notre tribut énorme payé à
la tuberculose, d'autre part, doivent sans retard nous faire
sortir de nos errements. Je vais montrer comment, sans
frais, l'Etat pourra résoudre le problème.

Dans certaines villes, à Lyon, notamment, on a créé des
usines à proximité des gares d'arrivée, pour opérer la pasteurisation du lait. C'est un bon procédé pour détruire
certains germes contenus dans le lait, agents de fermenta-
tions diverses ou de maladies microbiennes ; il annonce un
progrès dans l'industrie laitière. Malheureusement, la pasteurisation ne pourra guère être employée que dans les
grandes agglomérations, et encore n'est-elle pas obligatoire.

N'y aurait il pas un moyen plus pratique d'arriver à la

certitude que le lait ne contient pas de germes tuberculeux ?
C'est ce que nous allons rechercher.

Parmi toutes les méthodes de diagnostic précis de la tuberculose sur le vivant, auscultation, examen chimique, examen
des excreta au microscope, inoculation expérimentale, agglutination, etc., nous avons en médecine vétérinaire un
procédé de choix, simple, peu coûteux, rapide, sûr ; c'est la
tuberculination. Ce procédé consiste à inoculer sous la peau
de l'animal suspect une certaine dose de tuberculine (culture
stérilisée de bacilles tuberculeux, délivrée par l'Institut
Pasteur et d'autres laboratoires).

Sous l'influence de la tuberculine, il se produit une petite
réaction locale au point d'inoculation, une réaction générale,
qui passe souvent inaperçue, telle que inappétence momentanée, et surtout une réaction thermique lorsque le sujet
est tuberculeux. La température de l'animal tuberculeux
augmente en quelques heures (6 heures, 12 heures ou
15 heures), de 1° 5, parfois davantage ; pour les animaux
suspects, l'augmentation thermique atteint 0°8. Lorsque la
tuberculose est au dernier degré, la température n'augmente pas ; mais il est alors facile de diagnostiquer sûrement la maladie par les signes cliniques.

On peut, en employant des doses doubles (Vallée) de
tuberculine, faire apparaître la réaction thermique en quelques heures ; mais on pourrait craindre que ce procédé de
tuberculination en masse ne rendît aiguë et grave une
tuberculose latente ou encore très peu avancée.

On peut, au lieu de l'inoculation hypodermique de tuberculine, pratiquer la cuti-réaction, l'intradermo-réaction ou
l'ophtalmo réaction.

Ce dernier procédé, plus simple, consiste à déposer
sur l'œil de l'animal suspect quelques gouttes de tuberculine ;
au bout de quelques heures, il se produit sur l'œil touché
une inflammation très vive qui ressort bien par la comparaison qu'on peut faire de l'état des deux yeux.

La tuberculination est donc un procédé de diagnostic facile
à employer, de plus, il a fait ses preuves ; il est sûr, presque
infaillible (Recherches de Nocard). Pourtant ce procédé est
encore peu employé, malgré son excellence et malgré les
efforts méritoires des vétérinaires qui l'ont préconisé. C'est
ce procédé qui, si on le voulait, servirait de base à la lutte à
entreprendre contre la tuberculose, et qui permettrait de
faire sinon disparaître, du moins rétrograder la contagion.

On est arrivé, par la malléine et des mesures sanitaires spéciales, à rendre la morve très rare, presque exceptionnelle ; il en
serait de même pour la tuberculose bovine avec la tuberculine.

Devant ces faits, la première idée qui vient à l'esprit est
celle-ci : Pourquoi donc n'emploie-t-on pas la tuberculina-

tion sur une grande échelle, pour protéger le cheptel national et en même temps le capital humain ? Il y a là une incu-
rie manifeste dont on ne saisit pas bien la cause à première
vue. Est-ce qu'on ne voudrait pas, par hasard, faire disparaître la tuberculose ? A qui incombent les responsabilités ?

C'est que, jusqu'ici, la tuberculination n'est pas obligatoire.
Le propriétaire d'une vache fortement suspecte de tuberculose peut, s'il le veut, refuser qu'on se rende compte de l'état
exact de sa vache; il est libre de la garder chez lui tant qu'il
le veut, à condition qu'il l'isole des autres. Il y a là une la-
cune de la législation.

La circulaire de septembre 1896 accorde bien que, pour
qu'une vache vivante soit légalement considérée comme
tuberculeuse, il faut qu'elle présente des signes cliniques et
qu'elle ait réagi à la tuberculine; mais d'obligation, point.
C'est ainsi qu'on laisse s'infecter par le lait contaminé beaucoup de nourrissons ou de malades. La législation est impré-
voyante, alors qu'elle devrait protéger contre eux mêmes
ceux qui ne savent pas le danger ou qui se dérobent légalement, elle reste muette ou indifférente. Devant le danger
couru par la masse, le droit d'un seul doit s'effacer; le principe de la propriété individuelle doit perdre ici de sa majesté
et descendre de son piédestal. En matière de contagion, le
droit de la masse doit primer le droit individuel.

Il n'y a qu'un moyen de lutter efficacement contre la tuberculose animale, et ce moyen on l'emploiera bon gré mal
gré, par la force des choses : c'est la tuberculination obligatoire.

Il devrait être établi par une loi que :

1º Que toutes les vaches ou bœufs suspects de tuberculose
seront obligatoirement soumis à l'épreuve de la tuberculine.

2º Que tous les jeunes taureaux ou jeunes génisses importés dans une région pour l'amélioration de la race locale
soient obligatoirement soumis à l'épreuve de la tuberculination.

3º Que toutes les vaches laitières fournissant du lait, du
beurre, de la crème, du fromage frais, etc., à une agglomé-
ration, alors même qu'elles ne seraient point suspectes, seront obligatoirement tuberculinées une fois par an.

4º Que toutes les vaches laitières dont le lait est destiné à
l'alimentation des nourrissons seront tuberculinées deux fois
par an et soumises à une surveillance particulière, pour ce
qui concerne la ration, l'hygiène, le local, etc.

D'ailleurs, un signe de bon augure vient de nous être ap-
porté par le journal. Dans deux départements, les préfets ont
pris un arrêté qui oblige les propriétaires à la tuberculination de toutes les vaches laitières fournissant du lait à la
vente. Il y a lieu de se féliciter de cette décision qui prouve

que notre thèse est juste et que l'idée est mûre pour la pratique. La tuberculination obligatoire est donc en bonne voie de réalisation.

Il s'agit de savoir comment cette obligation se comportera dans la pratique. Les propriétaires devant payer pour la tuberculination chercheront par tous les moyens à tourner l'arrêté. Autrement dit, la tuberculination obligatoire et payante peut rencontrer quelques difficultés d'application qui risquent d'en fausser le bien-fondé. Ne pourrait-on pas rêver de la tuberculination obligatoire et gratuite ! Voyons comment on pourrait rendre réel ce dernier postulat.

Il s'agit d'englober dans les mailles serrées d'un service public de surveillance tous les animaux suspects ou atteints de tuberculose.

A l'État incombe le soin de créer ce service dans les meilleures conditions possibles. Le service comprendra d'abord le contrôle de la production du lait. Il sera édicté par une loi que :

1º Toutes les vaches fournissant du lait pour être consommé en nature ou sous forme de beurre, crème, fromage, petit lait, etc. devront être surveillées au point de vue de l'hygiène de la ration et du local et soumises obligatoirement à la tuberculination une fois par an. Lorsqu'il s'agira de vaches fournissant du lait aux crêches, aux pouponnières, et en vue de l'élevage de nourrissons, la tuberculination sera obligatoire deux fois par an

Pour la pratique de ce service, les fournisseurs de lait devront déclarer à leur mairie respective le nombre de vaches destinées à la lactation, avec leur signalement Il sera perçu en vue de la tuberculination une taxe à déterminer, proportionnelle au nombre de vaches et de litres de lait fournis ou de kilos de beurre produits.

Cette taxe sera analogue en principe à la taxe municipale établie par le service de l'inspection des tueries.

Il sera bien entendu que les vaches fournissant les fruiteries, les fromageries, les fabriques de laits médicinaux, les fabriques de poudre de lait, farine lactée, seront comprises dans cette première catégorie et tuberculinées obligatoirement.

De cette façon, toutes les vaches qui seront suspectes ou atteintes de tuberculose seront rejetées de la production lactée, et on leur appliquera les règles actuelles de la législation sanitaire

Par ce moyen, on fera disparaître la tuberculose d'origine lactée d'abord, en permettant à tous de consommer du lait sain ; on tarira une source importante de contamination de vache à vache par la cohabitation. On supprimera également la tuberculose porcine en progrès constant dans les régions où l'on nourrit les porcs avec les bas beurres, les petits laits de centrifugation et les divers résidus de l'industrie beurrière ou fromagère.

2º Le service de surveillance s'étendra également aux animaux suivants : tous les bovins, vaches, bœufs, taureaux, suspects de tuberculose par des signes cliniques, seront obligatoirement ou abattus en vue de la boucherie si le propriétaire le désire, ou tuberculinés si le diagnostic n'est pas assez sûrement posé, et ce, aux frais du propriétaire. Il en sera de même en ce qui concerne la tuberculination obligatoire des taureaux ou des génisses de race pure importés en vue de l'amélioration de la race locale.

Dans cette catégorie, pour que l'obligation de la tuberculination fût efficace, il faudrait appliquer sévèrement les sanctions de la police sanitaire visant la déclaration des maladies contagieuses et avantager, au point de vue de l'indemnité allouée pour tuberculose, les propriétaires dont les vaches ont été reconnues tuberculeuses après tuberculination. Il y a en effet, à mon sens, une différence entre le propriétaire qui, se conformant à toutes les mesures sanitaires, déclaration, séquestration, tuberculination, désinfection, fait abattre sa vache et demande l'indemnité pour tuberculose, et celui qui fait cette demande parce que sa vache a été saisie *post mortem* à l'abattoir pour tuberculose généralisée ou localisée. Le premier fait un sacrifice et en même temps acte de bon citoyen ; le second ne fait que bénéficier d'un avantage pécuniaire, sans avoir rien fait pour cela. Autrement dit, la tuberculination étant un procédé hâtif de diagnostic, permettant de détruire plus tôt le foyer contagieux et par conséquent de préserver davantage la masse, le propriétaire qui l'emploie dans ce but doit profiter au mieux des avantages que l'État consent pour l'indemnisation.

Dans cette deuxième catégorie, on peut faire entrer en ligne de compte les animaux bovins suspects ou atteints de tuberculose appartenant à une Mutuelle-Bétail ou à une Société agricole. L'État protège ouvertement toutes les Mutuelles et en encourage la création par des subventions assez importantes. Il ne se départirait pas de ce principe en édictant, pour le bien même des Mutuelles-Bétail, la tuberculination obligatoire des bêtes suspectes de tuberculose, aux frais de la caisse de réserve, ou par le prélèvement d'une partie de la subvention gouvernementale. Par ce procédé, on ne grèverait pas le budget de l'assuré par la taxe de tuberculination et on protègerait le cheptel de la Société contre la tuberculose.

C'est pour atteindre ce double but que j'ai fait présenter à la Société vétérinaire de la Côte-d'Or le vœu suivant :

« La Société vétérinaire de la Côte-d'Or, réunie en assemblée générale le 24 décembre 1909, justement émue des ravages incessants de la tuberculose animale et humaine, et soucieuse de la protection de la santé publique comme de la préservation du cheptel national :

« 1° Prie M. le préfet de prendre l'initiative d'organiser en Côte-d'Or le service du contrôle de la production du lait, dont le but sera de surveiller les vaches laitières fournissant du lait destiné à être consommé en nature ou sous forme de beurre, crème, fromage, bas-beurre, farine lactée, poudre de lait, etc., et d'éprouver ces vaches tous les ans et obligatoirement par la tuberculination, en vue de lutter contre la propagation de la tuberculose d'origine lactée.

« 2° Afin d'atteindre les autres bovins ne rentrant pas dans la catégorie précédente, et toujours pour lutter contre la tuberculose, la Société émet le vœu que le M. le ministre de l'agriculture introduise dans la loi sanitaire le principe de la tuberculination obligatoire de tous les animaux bovins suspects de tuberculose, et décide, comme première application de ce principe, que toutes les Mutuelles-Bétail ou Sociétés agricoles subventionnées par l'Etat, en vue de leur intérêt même, soient obligées d'employer tous les ans une partie de cette subvention ou une somme prise sur le fonds de réserve, à la tuberculination des animaux de leur cheptel assuré suspects de tuberculose, ou de ceux dont on a besoin de connaître à l'avance s'ils sont indemnes, tels que taureaux et génisses importés en vue de l'amélioration de la race locale. »

En englobant ainsi tous les bovins dans cette barrière sanitaire de surveillance, on fera sûrement reculer la tuberculose bovine. Il restera encore à surveiller les vaches appartenant à des indigents qui ne peuvent ou ne veulent pas s'assurer. Ces cas seront assez rares ; d'ailleurs, on pourra établir pour eux la tuberculination obligatoire et gratuite, comme je la pratique dans ma circonscription. Les vétérinaires, conscients de leur devoir, ne se refuseront pas à assurer gratuitement la tuberculination de quelques vaches appartenant à des indigents.

Reste à savoir ce que deviendront les animaux suspects qui auront réagi à la tuberculine. Il est évident que les vaches laitières ayant présenté une réaction positive devront être éliminées comme fournisseuses de lait On les isolera et on en tirera le meilleur profit possible pour la boucherie. De même pour tous les animaux ayant des signes cliniques et une réaction évidente à la tuberculine.

La législation sanitaire sur ce point ne sera pas modifiée : tout animal tuberculeux devra être abattu. Afin d'éviter l'abatage en masse qui suivrait la première application du principe de la tuberculination obligatoire, et par suite d'évi-

ter l'encombrement du marché en viandes, et qui aurait des
des répercussions fâcheuses sur l'alimentation, on n'abattrait
d'abord que les animaux présentant des signes cliniques
manifestes et une réaction intense, tout en soumettant les
autres à la séquestration et à l'engraissement si possible en
vue de la boucherie.

Là en effet est le nœud de la question. Il ne faut pas inon-
der le marché de viandes provenant d'animaux tuberculeux
ni faire baisser par contre-coup le nombre de têtes du chep
tel national, ce qui ferait augmenter le prix de la viande et
grever le budget de l'Etat qui paie l'indemnité? Il faudrait
arriver à une meilleure utilisation de la viande tuberculeuse
à un faible degré, par la stérilisation de ces viandes à l'autoclave, comme cela se pratique en Allemagne. Les frigori
fiques peuvent aussi venir en aide en permettant de conserver pendant un certain temps les viandes abattues. Ces
moyens permettraient sûrement d'éviter l'encombrement
du marché au début de l'application de la tuberculination
obligatoire. Mais le plus difficile serait pour l'Etat de payer
les indemnités pour tuberculose reconnue. Il faudrait des
sommes colossales. Aussi, y a t-il lieu de tourner la difficulté.
L'Etat devrait amorcer le principe du monopole de l'assurance mutuelle nationale obligatoire du cheptel français
contre la tuberculose. Moyennant une faible redevance,
chaque bovin serait assuré, et si la tuberculination décelait
la tuberculose sur cet animal, le propriétaire en toucherait
la valeur intrinsèque. On arriverait au bout de peu de temps
à avoir une forte caisse à laquelle s'ajouterait d'ailleurs,
comme mise de fonds, le montant voté pour l'indemnité
actuelle qui serait supprimée.

De la sorte, par l'obligation de la tuberculination, on
connaîtrait tous les animaux atteints ou suspects de tuberculose et on utiliserait ceux-ci au mieux des intérêts par
l'abatage plus ou moins rapide ; et par l'assurance mutuelle
obligatoire par monopole d'Etat de tout le cheptel, on pourrait faire face aux pertes occasionnées par cet abatage, sans
grever le budget national. D'ailleurs, le principe de la
Mutualité a fort pénétré la masse des éleveurs, et je suis
persuadé que si l'Etat prenait en mains le monopole de
l'assurance mutuelle obligatoire du cheptel entier, il ne
rencontrerait que peu de résistances, et ce serait justice car
tous les animaux, surtout les bovins, étant menacés de
tuberculose, l'intérêt, bien entendu, de chaque éleveur
serait de se mettre à l'abri du risque en s'affiliant à cette
sorte de Mutuelle nationale gérée par l'Etat.

Voilà donc succinctement décrits les moyens qui s'offrent
à nous de lutter contre la tuberculose bovine et de lutter
victorieusement jusqu'à l'extinction du fléau.

Ces moyens, comme on l'a vu, il n'est pas impossible de les appliquer dès qu'on le voudra ; ils ne blessent aucun de nos principes essentiels ; ils s'imposent parce qu'ils sont logiques et efficaces en face du danger toujours actuel ; ils sont à l'ordre du jour et constituent les premières armes défensives que nous ayons sous la main pour nous défendre immédiatement.

Mais à côté il y a évidemment d'autres moyens de combattre la tuberculose qu'il ne faut pas négliger, et dont l'application est d'un effet plus lointain, quoique excellent. Ces moyens consistent dans l'application rigoureuse des lois de l'hygiène. Il est nécessaire, indispensable même, que l'hygiène pénètre dans les campagnes et y remplace la routine séculaire qui préside à l'élaboration de tout ce qui s'y fait.

C'est surtout dans les étables qu'il faut introduire cette hygiène. Combien en voit on encore, de ces pauvres masures en pisé, en briques mal jointes, en terre glaise, même en branchages assujettis côte à côte, recouvertes de paille, froides en hiver, brûlantes en été, où quelques vaches maigres et sales s'entassent pêle-mêle, ayant à peine de la place pour se coucher, touchant le plafond quand elles sont debout, gisant à même sur le sol presque dépourvu de litière, où se ramassent des flaques de purin, des amas d'excréments, et où l'air qu'on y respire est imprégné de miasmes et de vapeurs ammoniacales ! Ce tableau n'est pas poussé au noir, il est l'expression même de la réalité ! Les trois quarts des étables pèchent par la mauvaise installation, le manque d'air, la propreté. Il faut, coûte que coûte, remédier à cet état de choses. Je sais bien que certains ménages pauvres, dans les villes, habitent des taudis infects et que toute la sollicitude devrait aller à ces déshérités avant d'aller aux bêtes. Je sais aussi que si les étables sont ainsi faites, la faute n'est pas toujours aux petits cultivateurs, aux petits métayers, mais aux propriétaires qui ne veulent rien entreprendre. Le devoir, en cette affaire, consiste à faire comprendre de plus en plus à l'éleveur que son intérêt le mieux entendu commande que les étables soient propres, saines, bien aérées, bien abritées. On y arrivera par la vulgarisation de plus en plus grande de l'hygiène et de l'enseignement agricole. Il faut que cet enseignement agricole soit déjà donné aux fils de cultivateurs à l'école même ; il faut que cet enseignement se continue après l'école, dans les cours d'adultes et les œuvres post-scolaires, de façon que le niveau intellectuel agricole des enfants de la campagne soit relevé et que leur intelligence soit aiguillée de ce côté.

Les écoles pratiques ou préparatoires d'agriculture, les écoles de laiterie, etc., devraient se multiplier dans les petites villes, à proximité des campagnes et des bourgs, pour former non des théoriciens émérites, mais des maîtres éleveurs, intelligents, pratiques, audacieux, aimant la terre et leur travail, qui apporteraient chacun dans son village de saines traditions, des principes nouveaux et auraient des imitateurs. C'est par là qu'on arrivera à transformer peu à peu les mœurs des campagnes, à remplacer les routines par des procédés scientifiques et rationnels, à faire élever sur les ruines honteuses des étables existantes, des bâtiments propres, clairs, aérés, sains, non luxueux, certes, mais confortables, qui soient dignes d'abriter et la famille laborieuse de l'homme des champs, et le cheptel que ce travailleur a gagné par son labeur. Si l'un de nos rois voulait pour chaque paysan la poule au pot le dimanche, la République a le devoir de vouloir pour les pauvres ou les travailleurs un logement sain et propre, où chacun puisse vivre en santé.

Les taudis, où grouillent des ménages pauvres, constituent une honte sociale comme la misère de certains déshérités, d'ailleurs ; les étables infectes et malsaines sont aussi une honte, en tout cas une imprévoyance qu'il faut faire cesser. Lorsque le cas en vaut la peine, l'expropriation de ces bouges devrait s'imposer si le propriétaire ne voulait rien faire pour les rendre habitables. On a obligé les bouchers à refaire leurs tueries, ne pourrait-on pas obliger les propriétaires de locaux infectés ou malsains à les rebâtir pour le bien de la santé publique.

D'ailleurs, on devrait faire appel à l'émulation pour arriver à avoir des logements salubres. Pour cela, il faudrait créer des concours d'étables. Sans nul doute, si les prix du concours étaient suffisants, les éleveurs feraient les améliorations nécessaires dans leurs étables ; on arriverait à ce que chaque ferme eut sa fosse à purin, sa pompe à purin, sa fumière ; on ferait cesser l'habitude néfaste de placer le lit du vacher dans l'étable. Lorsqu'il se construirait une ferme nouvelle, le propriétaire serait sollicité par l'appât d'une récompense au concours, à établir son bâtiment selon les règles prescrites, où l'hygiène présiderait. Et l'on arriverait ainsi rapidement à un bon résultat. Les concours d'étables s'imposent donc ; ils permettront, en faisant pénétrer l'hygiène dans les étables, d'en chasser la tuberculose.

Il faut également que l'application des lois sanitaires soit rigoureuse, que l'on veille à ce que soient faites selon les règles prescrites la déclaration des animaux suspects ou atteints, la désinfection des locaux occupés par les malades et la destruction totale des cadavres ou des lésions tuberculeuses, pour arriver rapidement à l'extinction de chaque foyer contagieux.

En résumé, il est démontré suffisamment qu'on peut prévenir la tuberculose bovine, jusqu'à la faire presque disparaître : 1° Par l'application des mesures que la science met à notre disposition : *a*) méthode de diagnostic hâtif par la tuberculination obligatoire (cuti-réaction, ophtalmo-réaction, intra-dermo-réaction); *b*) méthode de sérothérapie anaphylactique (Vallée) ou de séro vaccination, dont les résultats ne sont pas encore très certains; 2° par l'abatage rapide des animaux qui auront réagi ou qu'on ne pourra espérer guérir, abatage qui sera rendu efficace par le jeu d'une assurance mutuelle obligatoire pour tout le cheptel français; 3° par la rigoureuse observation des mesures sanitaires édictées par les lois et règlements en usage.

Cette prophylaxie de la tuberculose bovine permettrait de sauver tous les ans plusieurs dizaines de millions pris à l'agriculture par la tuberculose; elle aurait aussi pour résultante de tarir une source importante de contagion pour l'homme et de sauver des milliers d'enfants, notamment, espoir de la nation.

L'enjeu de la lutte en vaut donc bien la peine; la tâche doit tenter tous ceux qui ont le souci de la prospérité du pays

Ah! quel beau rêve aurions nous fait si, dans notre France, nous voyions sortir tout à coup une légion de bonnes volontés unissant leurs efforts pour lutter pied à pied contre le fléau, travaillant à appliquer de concert les moyens pratiques de prophylaxie que dicte la science, et terrassant enfin la grande ennemie du genre humain, cette hydre qui dévore la fleur de la nation et fait pleurer les mères, la tuberculose!

Le but à atteindre devrait au plus tôt grouper tous ceux qui comprennent le devoir. Une vaste et puissante ligue, la Ligue contre la tuberculose, devrait se fonder de par le monde, embrassant avec ampleur toutes les questions qui se rattachent à la contagion et à la prophylaxie, multipliant les œuvres de solidarité sociale, forçant les Etats à entrer résolument dans la voie des applications scientifiques, vivifiant enfin tous les projets de lutte qui, sans elle, ne verraient jamais le jour.

En tout cas, vous, les élus du canton, vous aurez en mains, avec ce rapport que je me fais un devoir de vous adresser, les éléments qui vous permettront de faire, dans votre sphère d'influence, œuvre utile. Préconisez, dans votre milieu, les idées que vous y trouverez incluses. Faisons entendre, au besoin tous ensemble, par l'intermédiaire de notre sympathique conseiller d'arrondissement, de notre dévoué conseiller général, inspecteur des épizooties, éminemment versé dans toutes les questions sanitaires, de notre député et de notre sénateur, notre voix au gouvernement de la République qui discernera le bien-fondé de notre appel. C'est une grande œuvre qu'il faut entreprendre, qui s'adresse à l'intérêt de chacun, qui réclame la bonne volonté de tous, et dont la réalisation s'inspire des sentiments les plus élevés, la solidarité humaine et la justice sociale.

D. BOUGAREL,

Vétérinaire sanitaire à Seurre,

Agent du Service des fraudes.

FIN

NOTES BIBLIOGRAPHIQUES. — GALTIER : *Maladies contagieuses.* — PORCHER : *Études sur le lait.* — Dr MOUSSU : *Sur le lait tuberculeux.* — Dr GUINARD : *Sur la tuberculose.* — VALLÉE : *Recherches.* — *Journal de l'École Vétérinaire de Lyon.*